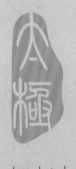

上善若水，水善利万物而不争。

处众人之所恶，故几于道。

徐其成旋圆综合太极剑

徐其成 主编

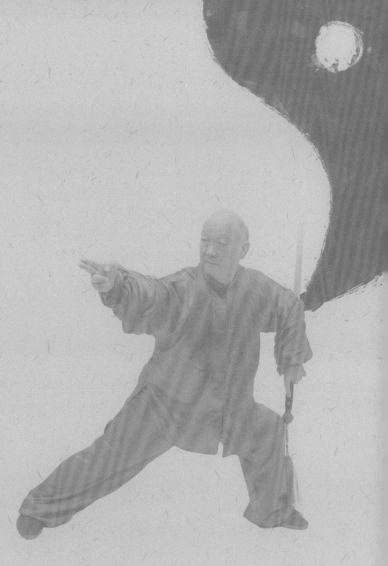

学苑出版社

图书在版编目（CIP）数据

徐其成旋圆综合太极剑 / 徐其成主编. —北京： 学苑
出版社，2020.12
ISBN 978-7-5077-6128-3

Ⅰ.①徐…　Ⅱ.①徐…　Ⅲ.①剑术（武术）-基本
知识　Ⅳ.①G852.24

中国版本图书馆CIP数据核字 (2021) 第019397号

责任编辑：付国英
出版发行：学苑出版社
社　　　址：北京市丰台区南方庄 2 号院 1 号楼
邮政编码：100079
网　　　址：www.book001.com
电子信箱：xueyuanpress@163.com
电　　　话：010-67603091(总编室)、010-67601101(销售部)
印　刷　厂：北京市京宇印刷厂
开本尺寸：787×1092　1/16
印　　　张：7.625
字　　　数：70 千字
版　　　次：2021 年 2 月第 1 版
印　　　次：2021 年 2 月第 1 次印刷
定　　　价：88.00元

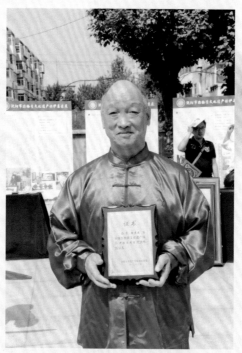

2013年6月，徐其成获辽宁省沈阳市
"市级非物质文化遗产项目少林追风刀代表性传承人"

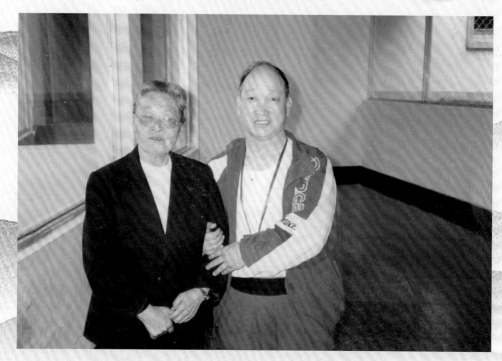

徐其成与"十大武术名教授"之一的刘玉华（左一）合影

1960年7月，新中国成立以来第一次组成的中国武术队，由当时的国家体委武术代表处长毛泊浩带队，参加在捷克斯洛伐克举行的第三届世界青年联欢会，表演由刘玉华教练创编的集体大穗剑。徐其成在表演中主练追风刀。

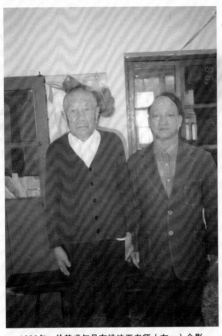

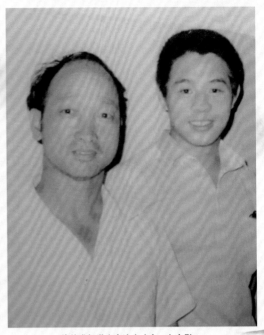

1993年，徐其成与丹东姚法玉老师（左一）合影　　　　　　徐其成与学生李连杰（右一）合影

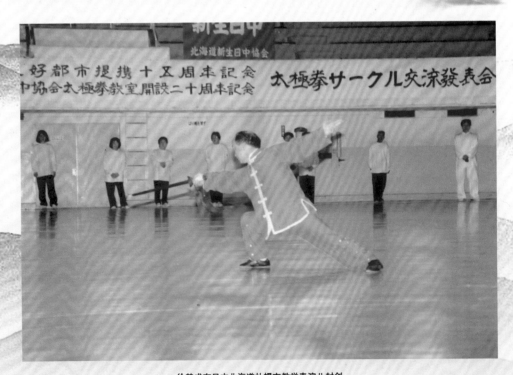

徐其成在日本北海道扎幌市教学表演八封剑

编　委　会

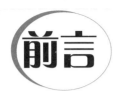

　　我根据多年的教学经验和训练经验，提取了太极拳、长拳及剑的特点，编排了这套旋圆综合太极剑。它既有长拳传统剑的风格，又有太极剑的特点，老年、壮年、青年、少年均可以用来锻炼身体之用。这套太极剑剑法专业，快慢相兼，不论是专业武术运动员还是业余武术爱好者均可接受，且练习之后均可达到锻炼身体、增强体质的目的。

　　我从8岁拜师父姚法玉老师学习隋唐剑、36式绝门剑、旋风剑、少林剑等技击实战剑，有很多实战技术必须在套路单练中体现。如28动到32动，28动"云里翻花"，29动"项王背剑"，30动"挽花接剑"，31动"旋风脚"，32动"孔雀开屏"，这五组动作都是传统旋风剑的动作，必须连贯完成。在最后用太极拳中的旋风脚、转身震脚、盖步转腕接做麒麟步上刺剑转头亮相定势，这组动作要求连贯做到剑身合一，剑随身走，身随剑合，表现一种武术气质，突出形神合一的精神风格。还有太极剑中横空出世、三旋力崩的身法动作，也都是旋风剑中的动作，特别能把套路技击涵意表现出来。走大旋剑法动作是"悬崖勒马"，能把剑走旋的风格突出来。所以在练综合太极剑时，要求必须全神贯注、神气挺立，也要求基本功必须扎实。因为在综合太极剑中，处处渗透着实战剑的涵意。

让我记忆犹新的是在北京工人体育场集训时向蔡龙云老师学习华拳门剑法"五把法"的技术运用：①满把 ②螺把 ③厌把 ④钳把 ⑤刁把，在练剑中必须遵循这五把技术。我又在20世纪60年代至70年代向沙国政师父学习八仙剑。所以在我的综合太极剑中都深有沙老师的教诲，在八仙剑套路中也渗透着沙老师的传统剑法，以下八句话即八仙剑诀：

拐李先生剑法高，果老湛卢削风毛。

洞宾背剑清风客，钟离挥扇乐逍遥。

国舅走动鬼神惧，采和四门放光豪。

仙姑摆下八卦阵，湘子追魂命难逃。

我始终认为，若要更好地习练推广太极剑，需要专业和业余相结合：专业不结合业余，就没有基础、没有根本；业余不结合专业，就没有前途、没有方向。所以，业余习练者应该注重专业剑法所强调的武术传统及手、眼、身、法、步，这样就不会迷失方向，从而有发展有出路。

这也是本书出版的初衷，希望能尽自己的微薄之力，使我们中华的武术绝技代代有传承，并不断发扬光大。

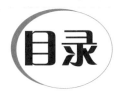

第二段　　　　　　　　　　　　　　　　　　　　　31

第三段　　39

第四段　　47

第五段　　55

第六段　　　　　　　　　　　　　　　　　　　　　67

第七段 79

第八段 85

第九段 　　　　　　　　　　　　　　　　　　　93

第十段 　　　　　　　　　　　　　　　　　　　99

第 一 段

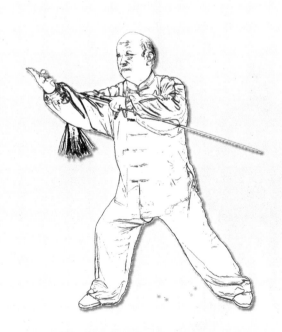

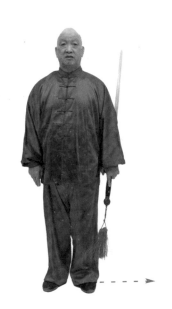

图 1

起势

动作一

① 两脚并步站立，左手持剑，两手自然垂于体侧，身体中正，目视前方。（图 1）

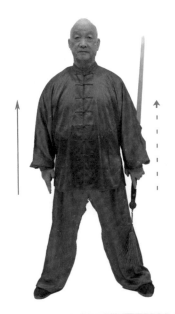

图 2

动作二

② 右腿微屈，重心移至右腿，左脚开步，与肩同宽，右手变剑指。（图 2）

动作三

③ 两臂向前抬起至与肩同高，掌心朝下。（图3）

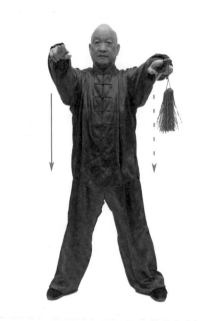

图 3

动作四

④ 随着两腿屈膝下蹲，两手下按至与腰同高。（图4）

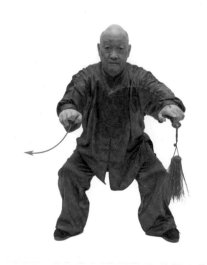

图 4

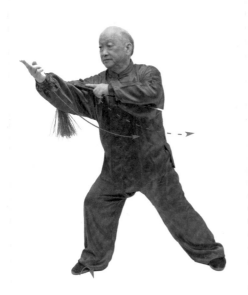

图 5

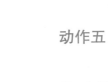

第一势　仙人指路

动作五

① 左臂随右臂向上划弧摆至右前方，同时右脚摆至右前方。（图 5）

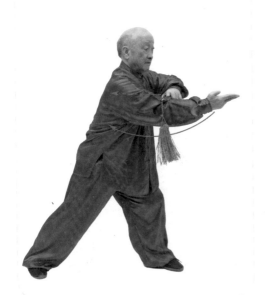

图 6

动作六

② 随之两脚不动，两臂向下划弧，摆至左前方。（图 6）

4

动作七

③ 右手向上划弧，摆至右腰间；左手持剑，经面前摆至右肩前，同时左脚向左活步成弓步。（图 7）

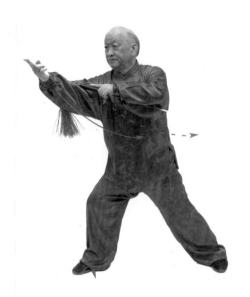

图 7

动作八

④ 左手持剑下落至左髋旁，重心左移，成左弓步（图 8）

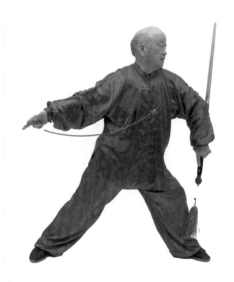

图 8

5

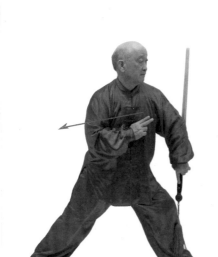

图 9

动作九

⑤ 右手向左划弧至左肩前（图 9 ）

动作十

⑥ 上动不停，右手经腰间向右斜前方伸出；眼看右手。（图 10 ）

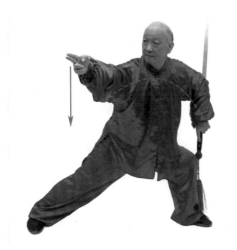

图 10

第二势　三环套月

动作十一

① 随着重心右移成右弓步，左手向下划弧摆至右前方；右手回收至腰间，掌心朝上。（图11）

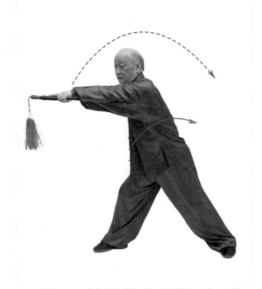

图11

动作十二

② 随着重心左移成左弓步，左手向上划弧摆至左胯旁；右手向下划弧摆至右前方。（图12）

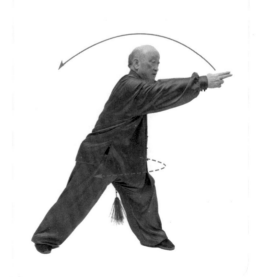

图12

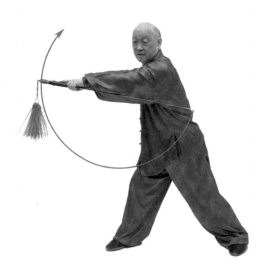

图 13

动作十三

随着重心右移成右弓步，左手从身前向下划弧摆至左侧与肩同高；右手经头顶向右侧划弧摆至右腰间。（图 13）

第三势　推月接剑式

动作十四

左手持剑旋腕约 270°成剑尖朝上，余光看手。（图 14）

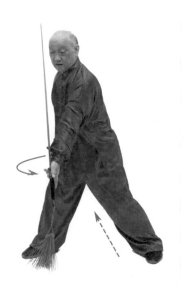

图 14

动作十五

重心移至右脚成左提膝独立，同时右手搭腕；目视左前方。（图 15）

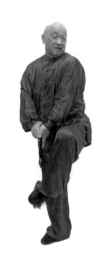

图 15

动作十六

① 重心右移提左膝，左手转剑使掌心朝上收至腹前；右手继续划弧，从体侧摆至腹前接剑。（图 16）

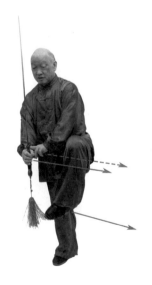

图 16

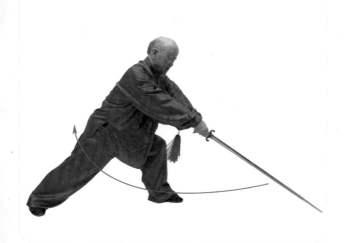

图 17

第四势　拨草寻蛇

动作十七

② 落脚至身体左侧，重心左移成左弓步，同时两手将剑推至膝下斜前，剑尖朝下，两手分开由左向右在地面横扫180°。（图 17）

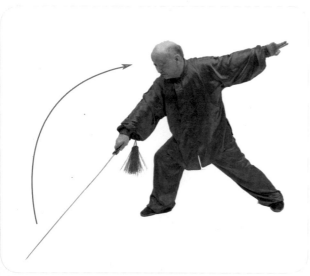

图 18

动作十八

随着重心右移成右弓步，右手经身前向下划弧摆至右膝斜前下方，左手摆至与头同高。（图 18）

第五势 抱剑式

动作十九

② 随着重心移至两腿中间，身体朝右侧，右手从膝前抹剑提至胸前，左手随右手抹剑后搭于剑柄。（图19）

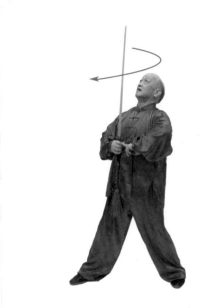

图 19

第六势 凤凰摇头

动作二十

③ 身体先后仰，随即前俯，绕身体中线顺时针缠绕一周，剑随身体转动。（图20）

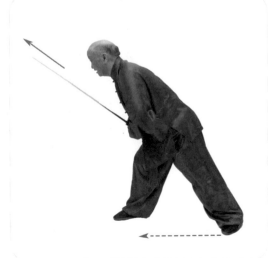

图 20

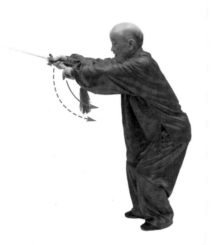

图 21

第七势　凤凰点睛

动作二十一

④ 左脚收半步震脚，向斜上方刺剑，左手搭于剑柄。（图 21）

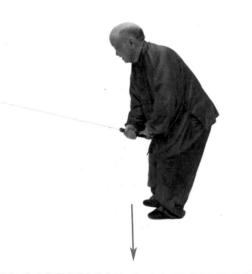

图 22

第八势　凤凰攫食

动作二十二

① 髋逆时针转两圈，两手分开，右手掌心转向下。摆左脚，身体朝前，两手收于腹前，右手掌心朝上，左手搭于剑柄。（图 22）

动作二十三

② 身体左移，面向正前方，上右步成右弓步，右手向前刺剑，左手摆至体侧与肩同高，掌心朝外，目视前方。（图23）

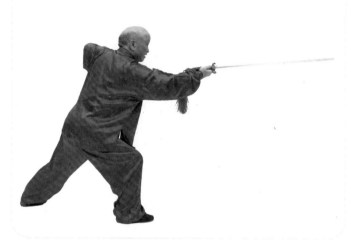

图 23

第九势　童子拜佛

动作二十四

① 收左脚至右脚脚踝处，脚跟不碰地；右手下落后上提，左手摆至肩前再下落至左髋旁。（图24）

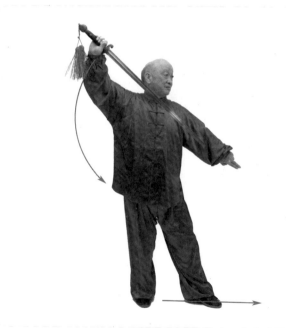

图 24

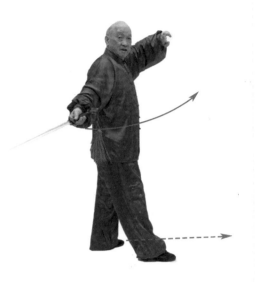

图 25

动作二十五

右脚向右上步，右手左体侧向后向下撩剑；左手向上摆至与头同高。（图 25）

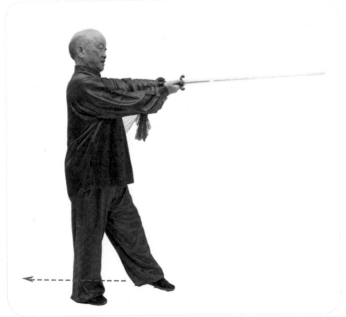

图 26

动作二十六

② 左脚上步脚尖点地成右虚步；同时右手撩剑，左手向从下向上划弧，两手摆至胸前，右臂外旋使掌心朝上，左手搭于右手腕。（图 26）

动作二十七

上动不停，左脚向
后撤一步。（图 27）

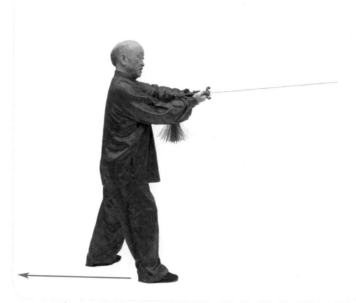

图 27

动作二十八

右脚继续向后撤一
步。（图 28）

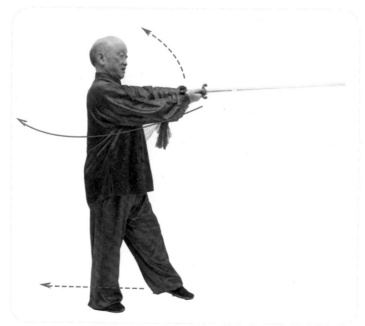

图 28

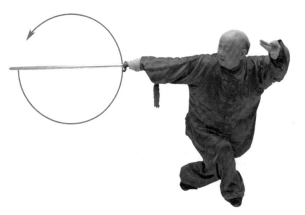

图 29

第十势　回头望月

动作二十九

右脚向后撤一步成右歇步，两手分开，右手摆至体侧与肩同高，掌心朝下，左手摆至身体斜前，与头同高，掌心朝前，眼看右手。（图 29）

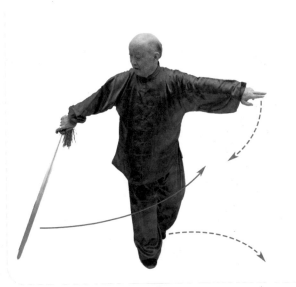

图 30

第十一势　黄莺照势

动作三十

① 起身，右手在体侧做挽花。（图 30）

动作三十一

② 向斜后方撤步成马步，左手从身前摆至身后，右手拉至体侧右髋斜前。（图31）

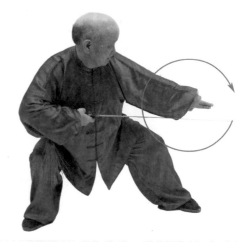

图 31

第十二势　燕子入巢

动作三十二

① 起身，右手在胸前挽花。（图32）

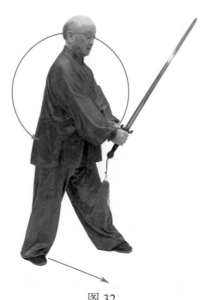

图 32

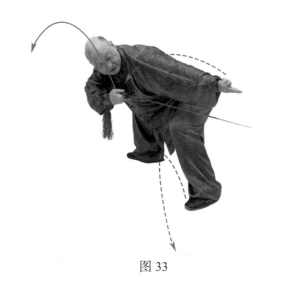

图 33

动作三十三

② 提右膝,身体转向左侧,同时右手后撩剑提至头上方,左手收至肩前;右脚落步成马步,右手前撩剑至体侧,左手向上划弧摆至身侧,与头同高。身体左转带右臂拉至腹前,身体朝后,略微前倾,剑截于腰,左手摆至体后,与肩同高,掌心朝前,眼看左手。(图 33)

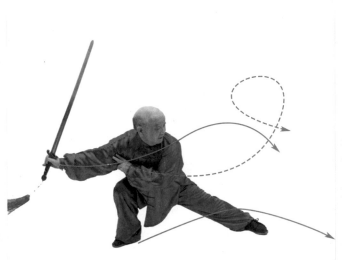

图 34

第十三势　横空出世

动作三十四

① 随着重心右移提左膝,身体朝左,右手转剑翻掌心向下提至头顶,掌心朝身体前方,左手收于肩前。
② 落脚于身体左侧成右弓步,两手从体侧下落。(图 34)

动作三十五

① 重心左移成左弓步，左手从膝前摆至体后，与肩同高，右手随左手拉至身体左前方，掌心朝上。

② 右脚向右上步，右手提至头顶，左手收至肩前。两手打开后收至胸前。（图35）

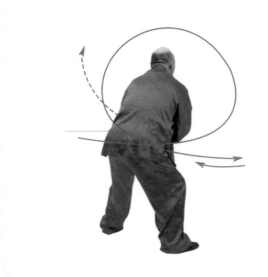

图35

动作三十六

髋部逆时针转一周，同时右手挽外花，两手打开；髋部逆时针转，同时胸部顺时针转，左手在身前划弧，右手在体侧挽里花，两手收至胸前。（图36）

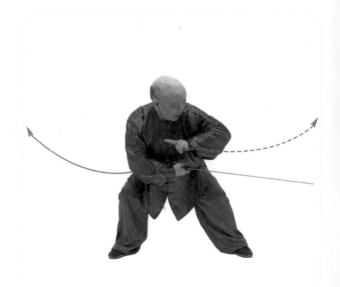

图36

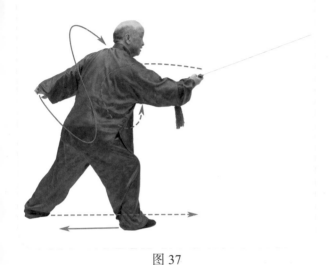

图 37

动作三十七

两脚同时起跳后同时震脚，两手分开，右手向前刺剑，左手摆至体侧，掌心朝后，眼看右手。（图 37）

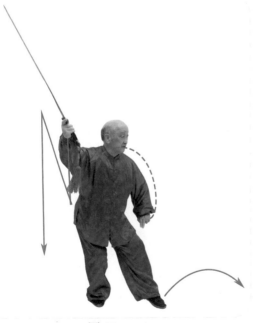

图 38

第十四势　白鹤亮翅

动作三十八

① 左脚收半步，右手转剑使掌心朝下，左手落至体侧。

② 右脚回收震地，身体朝左，右手收至腰间，左手提至头顶。

③ 左脚向前点地成右虚步，右手向上刺剑，左手下按至胯斜前。（图 38）

第十五势　提膝旋风剑

动作三十九

① 左脚提膝，右手下落至体侧后上，提至与头同高，掌心朝外；左手从体侧摆至肩前。

② 向身体左斜前落脚成右弓步，两手落至膝前。（图39）

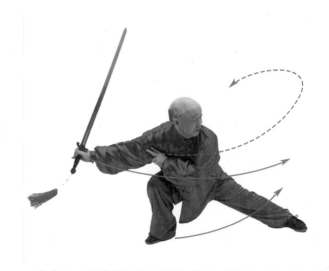

图 39

动作四十

③ 随着重心左移成左弓步后继续前移提右膝，左手从膝前摆至体侧，与头同高，右手随左手摆至体侧，与肩同高。（图40）

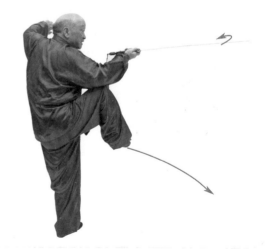

图 40

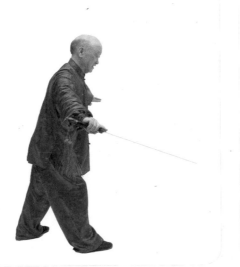

图 41

第十六势　弓步刺剑

动作四十一

① 绞剑三次后向前落步成右弓步，右手略回收向前刺剑，左手略低至与耳同高。（图 41）

第十七势　黄龙三搅水

动作四十二

① 左脚略回收，重心移至两腿之间；两手略合，同时向下划弧打开，分至两手与头同高。（图 42）

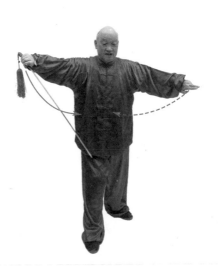

图 42　　　　　　　　　图 42（正面）

22

动作四十三

② 两手向内划弧相叠收于腹前,左手在下,两掌掌心朝上。（图43）

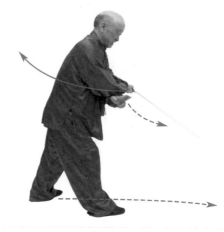

图43

第十八势　斜身提拉剑

动作四十四

① 左脚向身体右侧上步成马步。

② 重心右移成右弓步,身体略向右转,与腿成一条斜线。右手沿身体提至耳侧,掌心翻向外;左手沿腿下穿,手臂内旋,掌心朝上。（图44）

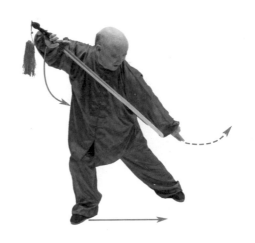

图44

图 45

第十九势　青龙出水(一)

动作四十五

① 重心左移至左腿，右手收至腰间，左手前穿。

② 右腿并步震脚，右手刺剑，左手搭于右手手腕处。（图 45）

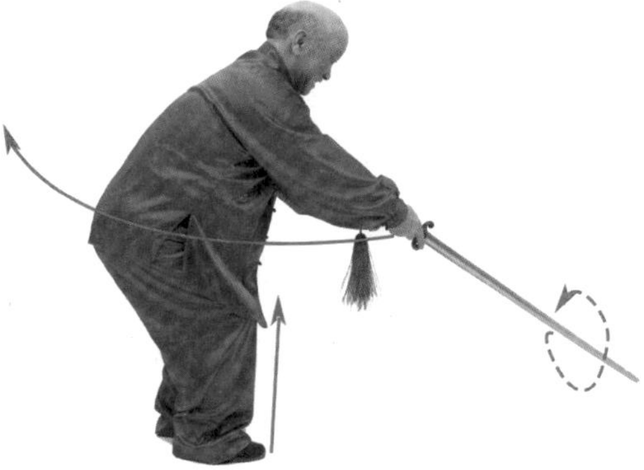

图 46

第二十势　青龙出水(二)

动作四十六

① 上动不停，右手绞剑一次。

② 提右膝，两手上提，左手放至右肩前，右手至与头同高。（图 37）

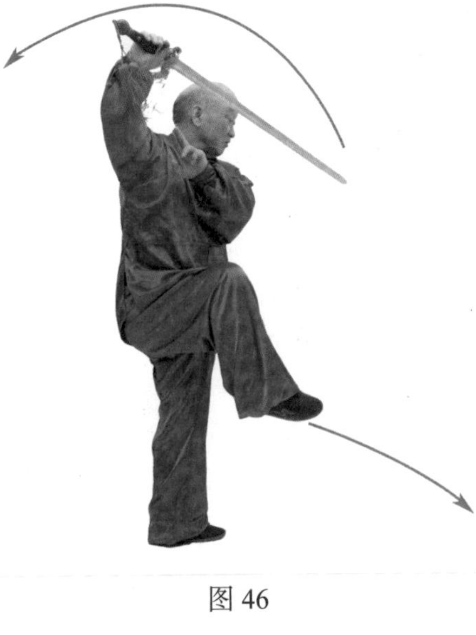

动作四十七

③ 向右侧落步，身体转向后，两手相合至与头同高。重心左移成弓步，右手向斜下方探出，左手搭于右手手腕处。（图47）

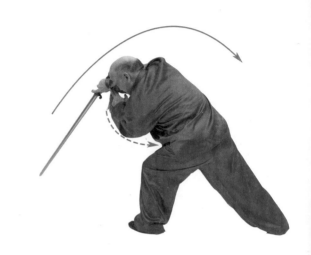

图 47

第二十一势　猛虎拦腰

动作四十八

① 随着重心移至两腿之间，两腿微屈，双手打开后收于腹前。（图48）

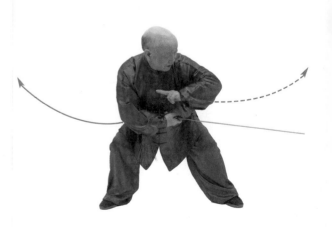

图 48

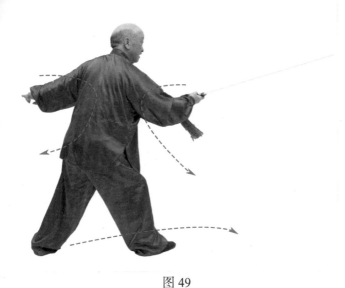

动作四十九

② 两脚同时震脚，两手打开至体侧，右手震剑，略低于肩，左手与肩同高。（图49）

图49

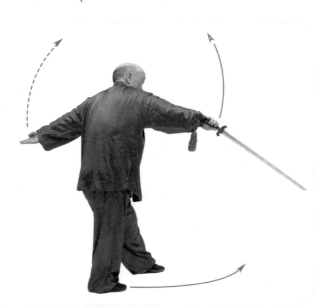

第二十二势　虚步反撩剑

动作五十

向右上左步，点地成虚步，右手反撩剑，左手在体侧向上向前向后划弧。（图50）

图50

第二十三势　黄蜂入洞

动作五十一

① 向右上右步，身体朝后，两手向上划弧相合至与头同高，剑尖朝上。（图51）

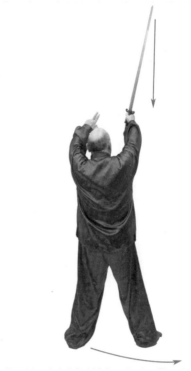

图51

动作五十二

② 后撤左步，下蹲成歇步，两手垂直下落至膝前。（图52）

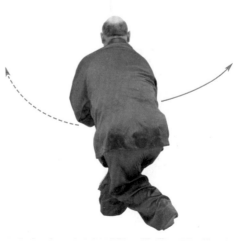

图52

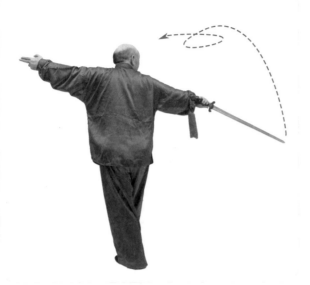

图 53

第二十四势　兽头式

动作五十三

① 起身两手打开。（图 44）

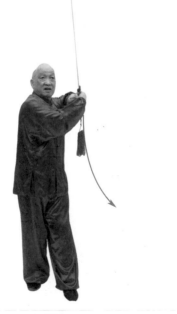

图 54

动作五十四

② 向后转身，身体朝前，右手提至头顶云剑后落于肩前；左手摆至右肩前后在体侧向上划弧，随右手一起落于肩前，左手搭于右手手腕处，左脚上步点地成虚步。（图 54）

第二十五势　虚步反撩剑

动作五十五

右手反撩剑，剑尖指向斜下，
左手后摆至身后。（图 55）

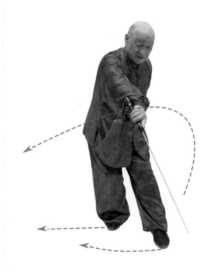

图 55

第 二 段

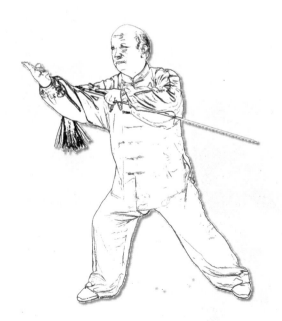

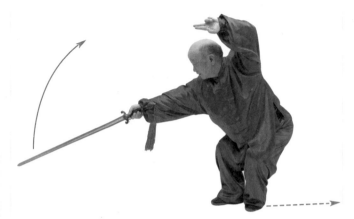

图 56

第二十六势　凤凰点头

动作五十六

左脚向右上步，右脚跟步，右脚尖点地，身体朝右，右手点剑，左手从体侧向上划弧至腕与头同高。（图 56）

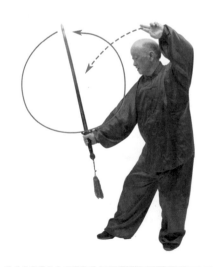

图 57

第二十七势　凤凰展翅

动作五十七

上动不停，左脚向左斜后方撤步，右腿随左腿滑于体前，点地成左虚步，身体朝右，右手崩剑。（图 57）

第二十八势　云里翻花

动作五十八

① 右脚收至左脚脚踝处，右手略回收至头侧，右脚落回原处，右手在身前挽花，左手搭于右手手腕处。（图58）

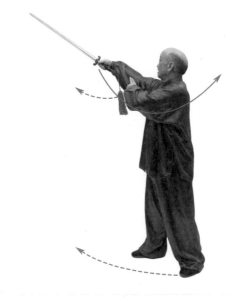

图 58

动作五十九

② 向右上左步，身体转向后，右手向下划弧，两手打开至与肩同高。（图59）

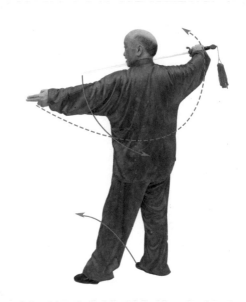

图 59

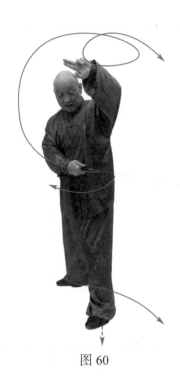

图 60

动作六十

③ 向后撤右步，上身转向正前，右手于腋下穿剑，左手从外向内划弧摆至额头斜上方。（图 60）

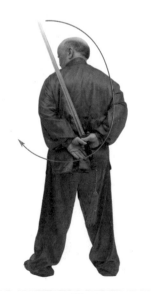

图 61

第二十九势　秦王背剑

动作六下一

① 撤右步身体转向后，右手转剑使剑尖朝下，左手摆至体侧。

② 撤左步重心在两腿之间，右手向后背剑，左手背于身后。（图 61）

第三十势　挽花接剑

动作六十二

① 左手接剑于体前挽花。
（图 62）

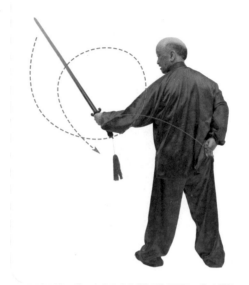

图 62

动作六十三

② 接前式，转至左侧右手
接剑挽花。（图 63）

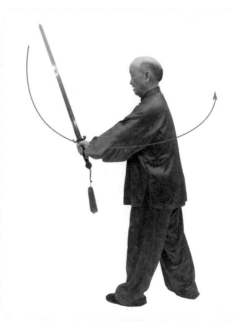

图 63

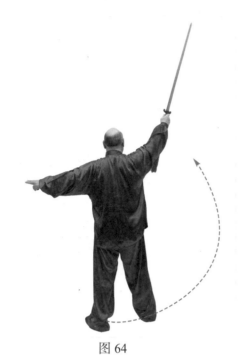

图 64

第三十一势　旋风脚

动作六十四

① 活右步，身体右转朝后，两手打开。（图64）

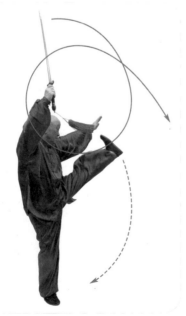

图 65

动作六十五

② 右脚脚尖摆至左侧，左手拍左脚，右手打开在身侧与肩同高，随身体转动。（图65）

第三十二势　孔雀开屏

动作六十六

① 提左膝，右手在体侧挽花，左手在体侧摆至与头同高。

② 左脚震脚，右手收于腹前，左手落于额前。（图66）

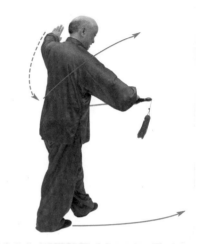

图 66

动作六十七

③ 向右上右步成弓步，右手向上刺剑，左手下按至体侧，与腰同高，头转向左侧。（图67）

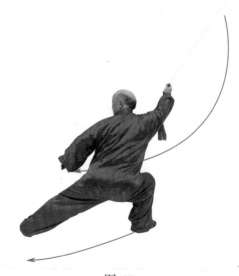

图 67

第 三 段

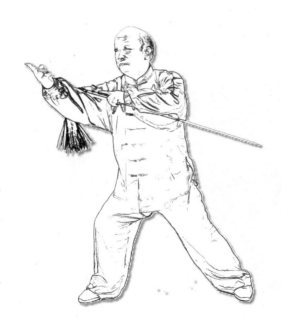

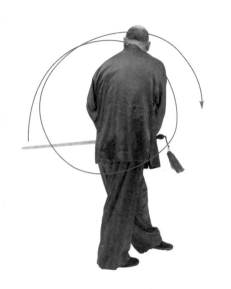

图 68

第三十三势　车轮剑(一)掛剑

动作六十八

① 接上势，重心略左移，左脚捻动，右脚回收半步，持剑手翻腕，由剑尖带动向下向左向上向右抄挂于身体右前方，剑与地面平行，剑尖朝左，右脚向斜后 45° 撤步，左脚向前摆步成脚尖点地。（图 68）

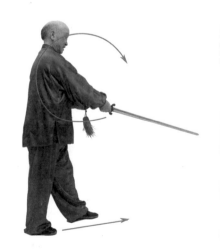

图 69

动作六十九

② 回勾划圆至头顶上方，同时，左手剑指顺势回收，搭于右上臂内侧；右手持剑动作不停，右臂继续外旋由剑尖带动随体右转，顺势向下向后挂穿，剑与地面平行，剑尖朝前，右臂自然伸直。（图 69）

第三十四势　车轮剑(二)劈剑

动作七十

① 随后左手沿右手腕内侧滑至右肩前，而后经面前向后挂剑。

② 接上势，右手持剑随身体转动，右臂外旋由剑柄带剑引向左斜前劈出，同时右脚向右斜前上步。（图70）

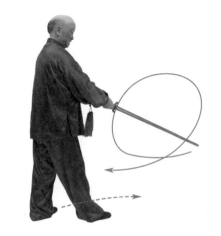

图 70

动作七十一

② 动作不停，左脚向右斜前上步，右手前臂内旋使剑向下向左斜后向上划弧，继而外旋向下向右斜后向上成圆划弧提至与腹同高，剑尖朝右斜后。（图71）

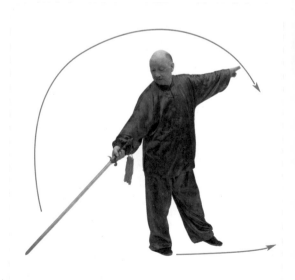

图 71

动作七十二

③ 继而剑柄带动向体前提腕，使剑尖向前下方点剑；左手变剑指，附于右腕内侧；目视剑尖方向，同时，右脚斜前上步。（图72）

第三十五势　鹊雀登枝

动作七十三

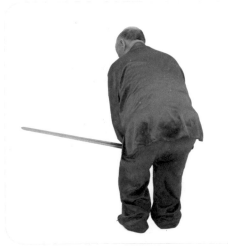

图72

① 左脚回收在体侧震脚，左剑诀随内旋沿腹前自然划弧，同时右手持剑内旋，由剑尖带动向左划弧至腹前，手心朝内，剑尖朝左；左手剑指屈肘，附于右前臂内侧，手心朝右；目视剑尖方向。（图73）

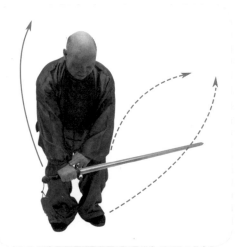

图73（正面）　　　　　图73（反面）

动作七十四

② 右腿自然直立，左脚经右脚踝内侧屈膝提起，脚尖自然下垂；同时右手握剑略向右带；继而左脚以脚跟为力点向左侧蹬脚，同时右手握剑上架，臂微屈；左手剑指向左侧指出，臂自然伸直，腕同肩高，手心朝前，指尖朝上；目视剑指方向。（图74）

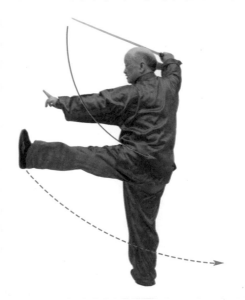

图 74

第三十六势　金蝉脱壳

动作七十五

① 接上势，左脚随身体向左转动落脚至后方，左手剑诀顺势收回左腰侧，手心朝下，右手持剑随体转，俯身向下向左抡至右腰侧。（图75）

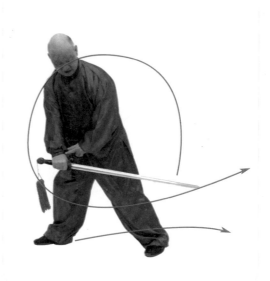

图 75

动作七十六

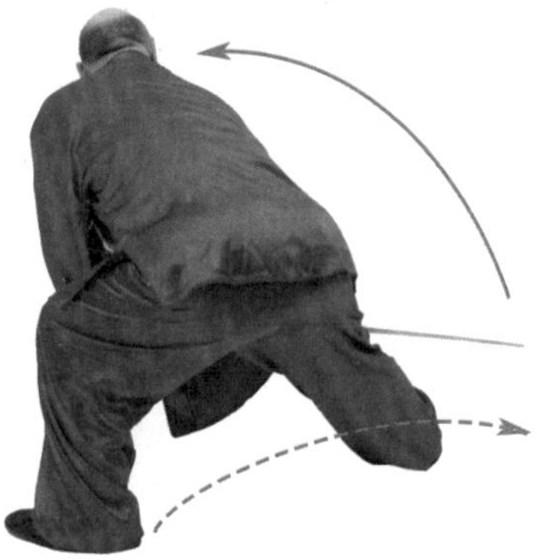

② 动作不停，右脚退步，左手剑诀顺势前伸搭于右上臂内侧，右手持剑随体转，继而外旋俯身向右向上抡带至与肩同高后，回收在胸前抱剑，手心朝内，剑尖朝右侧。（图76）

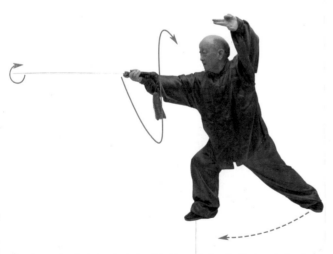

图76

第三十七势　弓步刺剑
（凤凰攫食）

动作七十七

① 随身体右转，左脚在体侧上步成右弓步，右手持剑随转身后向右侧平刺出，右臂伸直，左剑诀随之内旋亮于头的左前上方。（图77）

图77

第三十八势　马步劈剑
（力劈华山）

动作七十八

① 左脚跟步，重心移至左脚，右脚提起；右手持剑在右腕旋转带动下，由右向上向左绞剑一周，同时左手顺势下搭至右肩前。

② 劈出，右脚下落于身体右侧成马步，左剑诀经腰侧向后向上亮于头的左侧上方。（图78）

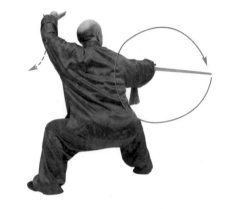

图 78

第 四 段

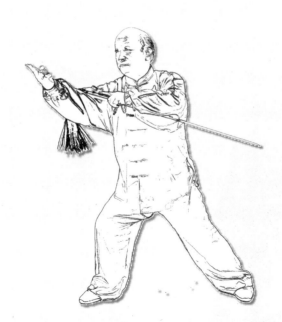

第三十九势　风中摆柳(一)

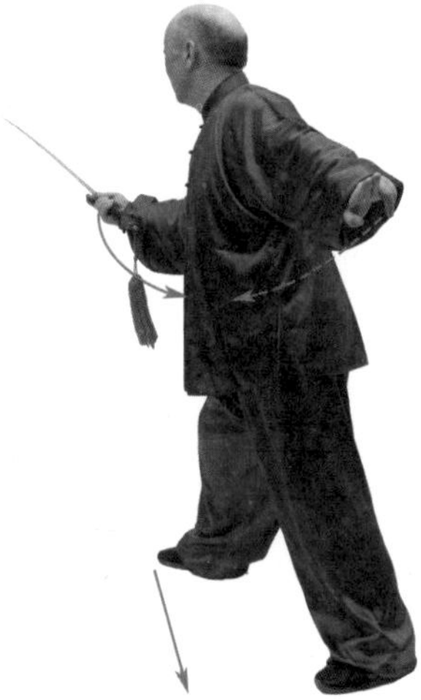

动作七十九

① 接上势，左手下落至肩前侧推出，右手握剑以腕关节为轴使剑尖在体前顺时针划一圆弧。（图79）

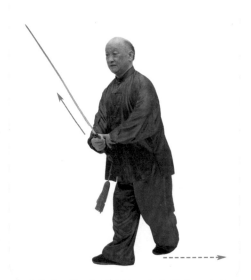

图 79

动作八十

② 动作不停，右手持剑随身体左转向左下方劈剑，手心朝上，高与小腹齐平，剑尖朝斜上方，继而挑腕震剑，左手剑指屈肘附于右前臂内侧，手心朝右，指尖朝上，同时右脚随身体向左转动，继而上步摆脚。（图80）

图 80

动作八十一

③ 随之左脚跟步，重心在右脚成弓步，右手持剑随身体略向右转而顺势向右斜上方劈出，手心朝上，剑尖朝右斜上方，左手剑指左摆置略高于髋位置，手心斜朝下，指尖朝前。（图81）

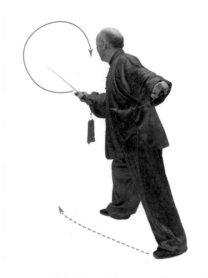

图 81

第四十势　风中摆柳（二）

动作八十二

① 接上势，左脚随身体略左转继而向左斜前上步，右手持剑在右臂上方由前向后斜云剑一周变成手心朝上，回收至左斜前挑腕震剑，同时左手剑指回收腹前划弧搭于右前臂内侧。（图82）

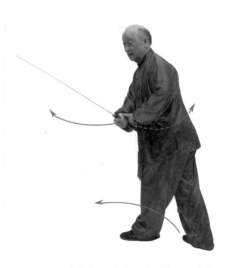

图 82

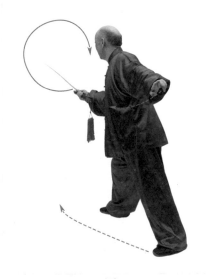

动作八十三

② 动作不停，右脚跟步成右弓步，右手持剑随身体略向右转而顺势向右斜上方劈出，手心朝上，剑尖朝右斜上方，左手剑指左摆置略高于胯位置，手心斜朝下，指尖朝前。（图83）

图83

第四十一势　风中摆柳（三）

动作八十四

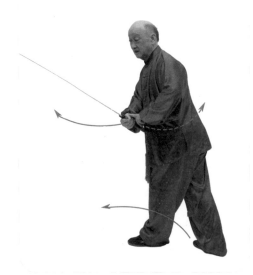

① 接上势，左脚随身体略左转继而向左斜前上步，右手持剑在右臂上方由前向后斜云剑一周变成手心朝上，回收至左斜前挑腕震剑，同时左手剑指回收腹前划弧搭于右前臂内侧。（图84）

图84

动作八十五

② 动作不停,右脚跟步成右弓步,右手持剑随身体略向右转而顺势向右斜上方劈出,手心朝上,剑尖朝右斜上方,左手剑指左摆置略高于胯位置,手心斜朝下,指尖朝前。(图85)

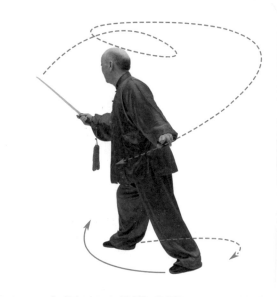

图 85

第四十二势　虚步分金

动作八十六

① 右脚外摆,左脚随身体右转上步,右手持剑在右臂上方经面前由右向左云剑一周变手心朝下,左手顺势回收搭于右大臂内侧。

② 动作不停,随身体向右转动,右手持剑随身体转体屈肘外旋,继而向右划弧劈剑。

③ 随即转身,右脚跟步成虚步,左手剑指由肩前外旋亮于左侧斜上方,手心朝前,手指朝侧,略高于肩。(图86)

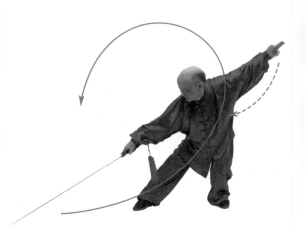

图 86

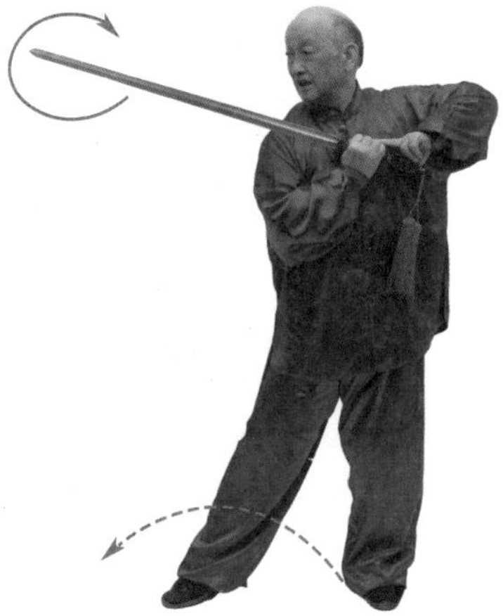

第四十三势　乌龙摆尾

动作八十七

① 右手握剑，以腕关节为轴使剑尖在体前顺时针划一圆弧，幅度稍大。（图87）

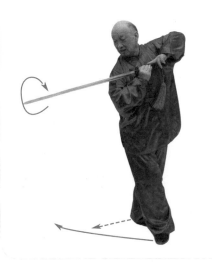

图 87

动作八十八

② 右手持剑回收至左肩前时，左手顺势下搭于右前臂内侧，手心朝下，同时，左脚向右斜后方插步，右手握剑绞剑一周。（图88）

图 88

动作八十九

③ 右脚向体侧迈步，左脚向右斜后方插步，右手握剑再次绞剑，同时右脚继续向右侧迈步成弓步。（图89）

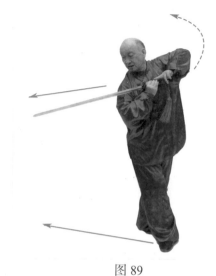

图89

第四十四势　弓步刺剑

动作九十

① 接上势，右脚向右侧上步成弓步，右手持剑在肩前向右侧平刺出，右臂伸直，左手剑指随之顺势斜前推出，亮于头的左前上方。（图90）

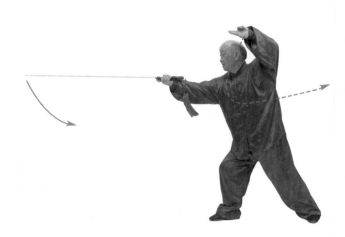

图90

第五段

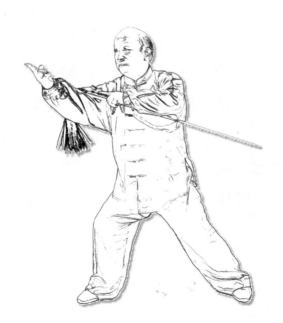

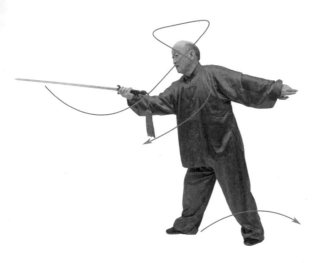

图 91

第四十五势　退步云撩剑（一）

动作九十一

① 右手回收至腰间后上提，剑尖朝前，左手下落自右肩前，后再经腹前到左腰侧向上划弧至与肩同高。（图 91）

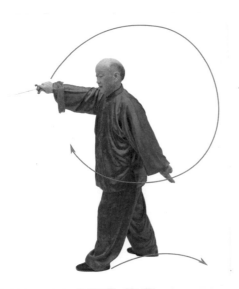

图 92

动作九十二

② 左手斜上划弧落至右肩前，剑指朝侧，右手头顶云剑，继而体侧撩剑，左手下落，同时撤右脚。（图 92）

第四十六势　退步云撩剑(二)

动作九十三

① 撤左脚，左手斜上划弧落至右肩前再摆至体侧与肩平，剑指朝侧。(图93)

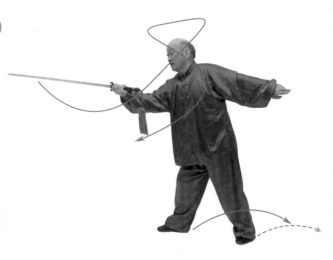

图 93

第四十七势　退步云撩剑(三)

动作九十四

② 右手头顶云剑，同时撤左脚撩剑；左手下落至右肩前再摆至体侧与肩平，同时撤右脚。(图94)

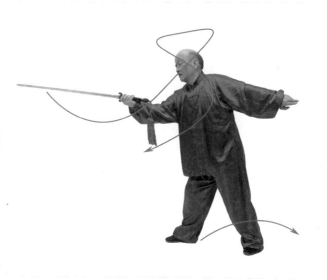

图 94

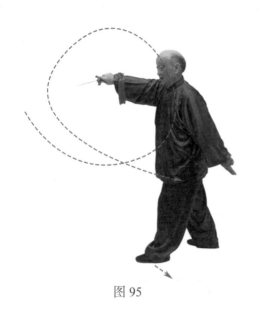

图 95

动作九十五

① 左手斜上划弧，落至与肩平，剑指朝侧。

② 右手头顶云剑，继而体侧撩剑；左手下落，同时撤右脚。（图95）

第四十八势　黄莺照势

动作九十六

① 右手头顶云剑并回收至左腰间，剑尖朝前，掌心朝上，同时左脚略后提，向左迈步成马步。

② 左手平摆至体侧略后方，掌心朝后，身体略左转，眼看左侧。（图96）

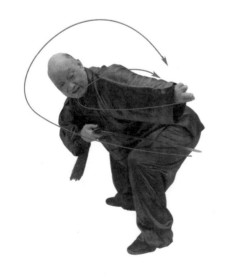

图 96

第四十九势　地蛇穿弄剑

动作九十七

① 重心右移，右手握剑平摆至右侧，左手划弧至右肩前。

② 重心左移，右手握剑做仆步穿剑，同时左手上穿。（图97）

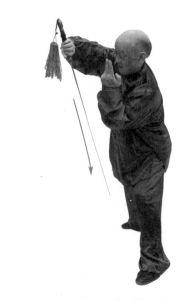

图 97

动作九十八

③ 向下向右侧穿剑，同时重心移至右腿，左手上穿摆至左侧与肩同高。（图98）

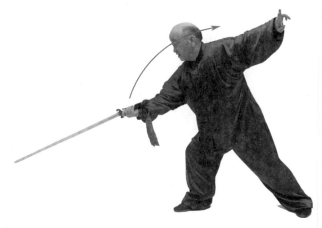

图 98

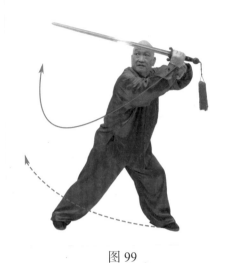

图 99

第五十势　巨蟒出洞

动作九十九

① 右手撩剑回收至左肩前。（图99）

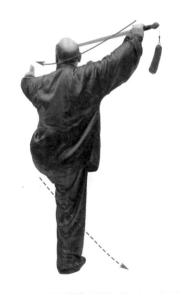

图 100

动作一百

② 向右转身提左膝，同时左手从腰间推出，右手摆至头顶与地平行，剑尖朝侧。（图100）

第五十一势　乌龙摆尾

动作一百一〇一

① 左脚落于右腿后方，双手回收至胸前握剑。（图 101）

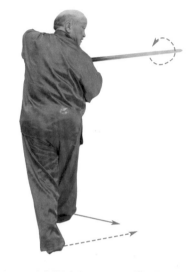

图 101

动作一百〇二

② 右脚向右上步，左脚跟步同时做绞剑动作。（图 102）

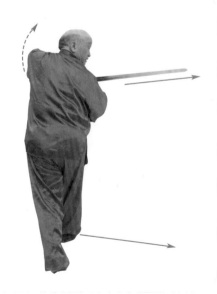

图 102

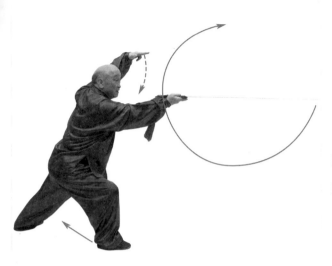

第五十二势　狮子张口

动作一百〇三

③ 右脚向右上步成弓步，同时左手向上推出，右手握剑从腰间刺出。（图103）

图 103

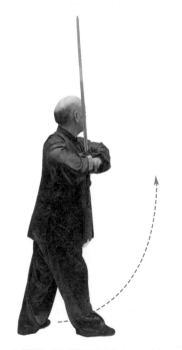

第五十三势　抱剑踢左腿

动作一百〇四

① 身体左转，左手平摆至体侧与肩平，右手握剑做外腕花。右脚向正前方上步，双手同时回收至胸前握剑。（图104）

图 104

动作一百〇五

② 上动不停，踢左腿。（图105）

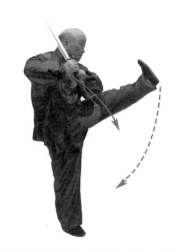

图 105

第五十四势　　顺水推舟

动作一百〇六

① 左腿正前方下落成弓步，双手握剑向体前斜下方推出。（图106）

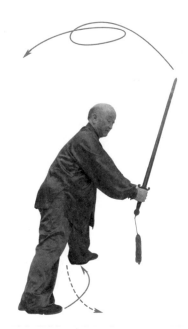

图 106

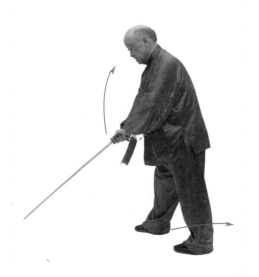

图 107

第五十五势　翻身勒马

动作一百〇七

① 右脚正前方迈出，左脚撤步同时左手划弧至右肩前，右手握剑头顶云剑，下扫退步割剑，双手回收叠于胸前，左手在上，掌心朝下。（图 107）

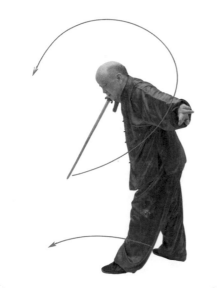

图 108

动作一百〇八

② 撤右脚成左弓步，随即撤左脚成丁字步，同时双手向两侧推出与肩同高，剑尖朝下，左脚后撩后左脚上步。（图 108）

第五十六势　乌龙摆尾

动作一百〇九

③ 右脚跟步，同时左手回收搭至剑柄，右手握剑头顶云剑，同时向左拧身。（图 109）

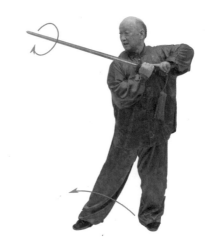

图 109

动作一百一十

① 双手回收至胸前握剑，左脚跟步，同时做绞剑动作。（图 110）

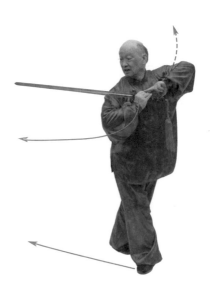

图 110

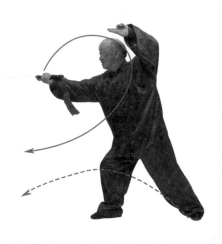

图 111

第五十七势　弓步刺剑
（凤凰攫食）

动作一百一十一

① 右脚向右上步成弓步同时左手向上推出，右手握剑从腰间刺出。（图 111）

第 六 段

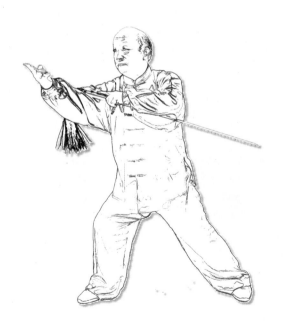

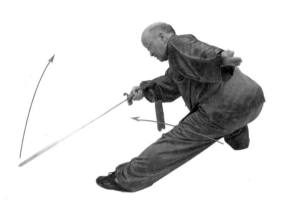

图 112

第五十八势　跌叉劈剑

动作一百一十二

① 双手下落至体侧，左脚上步，提膝蹬腿；同时左手回收至右肩前，右手握剑上提。

② 左脚下落成右仆步（竖叉），左手下落略过身后，右手握剑下劈。（图 112）

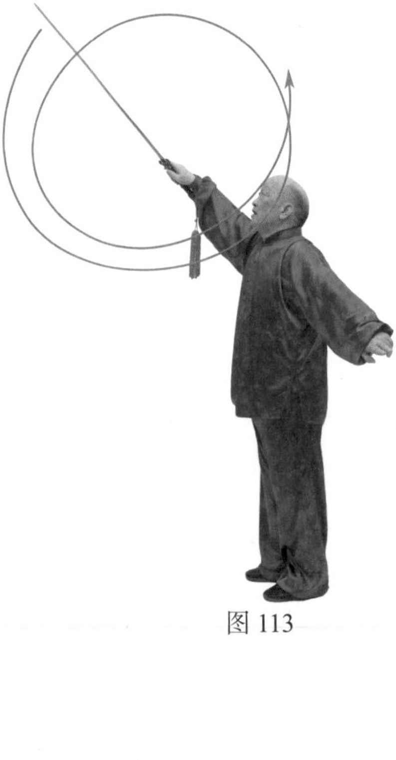

第五十九势　燕子飞天

动作一百一十三

起身，上右步左手平摆至体侧与腰同高；右手握剑，上提至头顶。（图 113）

图 113

第六十势　乌龙搅水

动作一百一十四

① 右手握剑，在额前做倒挽花，里一次外一次。（图114）

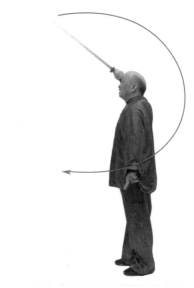

图114

动作一百一十五

② 右手下落至腹前做正里挽花，掌心朝内；左手剑诀搭于右手上。（图115）

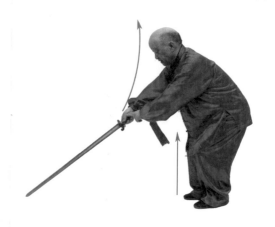

图115

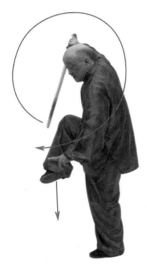

图 116

第六十一势 　右提膝独立

动作一百一十六

① 提右膝，左手抹剑下撑，右手持剑上提。（图 116）

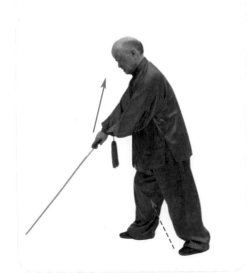

图 117

第六十二势 　乌龙搅水

动作一百一十七

① 右脚下落至右侧，左手回收至右肩前。

② 右手握剑，在腹前做外挽花，左手下落剑诀搭于右手腕。（图 117）

第六十三势　左提膝独立

动作一百一十八

① 提左膝，左手抹剑下撑，右手持剑上提。（图 118）

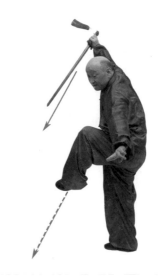

图 118

第六十四势　弓步下刺

动作一百一十九

① 左脚下落至左侧成左弓步，右手下落胸前刺剑，左手搭于右手手腕。（图 119）

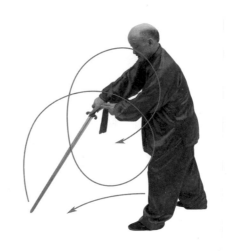

图 119

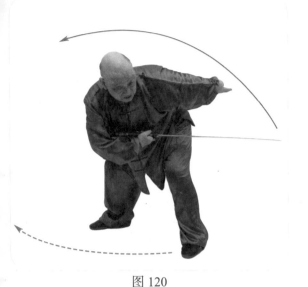

图 120

第六十五势　燕子入巢

动作一百二十

① 左手收于腰间，右手在做内侧倒挽花。

② 提右膝，右手持剑做撩剑动作，右脚落下与左脚呈一条直线，左手横摆至左侧与肩同高，掌心朝后，右手持剑横摆至腹前，剑尖朝左。（图 120）

第六十六势　斜飞式

动作一百二十一

① 向右转身提左脚上步与右脚同一直线，左手划弧摆至右肩前，右手持剑上提至头顶。（图 121）

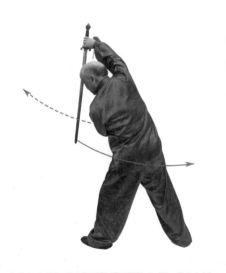

图 121

动作一百二十二

② 左手上摆至腕与头同高，右手持剑经面前穿剑，双脚震地，同时刺剑。（图 122）

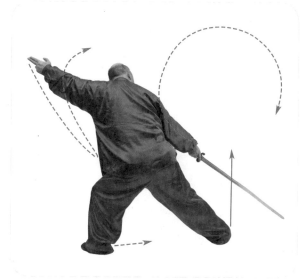

图 122

第六十七势　蜻蜓点水

动作一百二十三

① 双手下落回收至腹前，同时上左步震脚。

② 左手上摆至头顶，提右膝弹腿，同时右手持剑做点剑动作。（图 123）

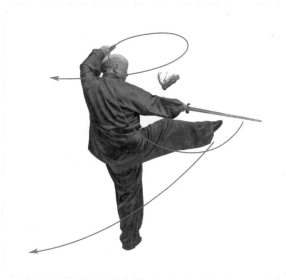

图 123

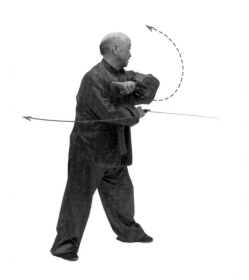

第六十八势　海底翻花

动作一百二十四

撤右脚，左手收与右肩前，右手持剑，从左腋下平摆；同时左手平摆至体侧与肩同高，转身头顶云剑，左手收于右肩前。（图124）

图 124

第六十九势　弓步反手斩剑

动作一百二十五

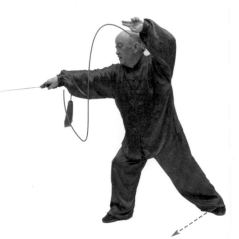

左手上摆至头左侧斜上方，右手云剑后做斩剑，同时成右弓步，右手掌心朝下。（图125）

图 125

第七十势　横空出世

动作一百二十六

右手下落，同时提左脚向左侧上步，右手持剑上提，带剑回收至左腹前，左手平摆至左侧身后。（图126）

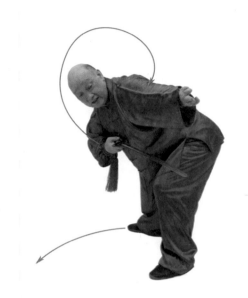

图 126

动作一百二十七

左手上摆至右肩前再向下划弧打开与肩同高，提右脚右侧方上步，同时做正挽花一次接倒挽花一次，双手回收至胸前。（图127）

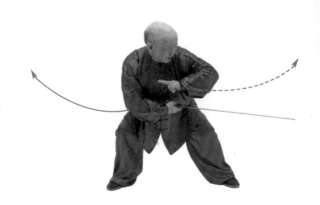

图 127

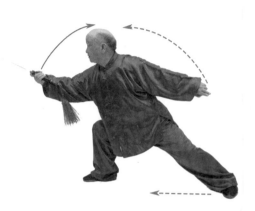

图 128

动作一百二十八

双脚震地，同时双臂震出。
（图 128 ）

第七十一势　大鹏展翅

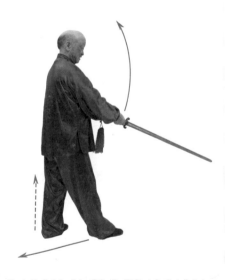

图 129

动作一百二十九

① 左脚上半步，双手上摆，左手下落回收，同时右手翻腕下落，回收至腹前。（图 129 ）

动作一百三十

② 撤右脚，左手上摆略高于腰，右手上摆至头顶，同时提左膝。（图130）

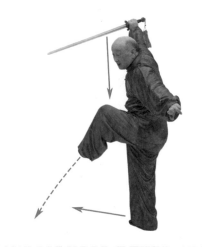

图 130

第七十二势　白猿献果

动作一百三十一

双手下落至体侧，左脚左斜前上步，右脚同方向上步，共上四步。（图131）

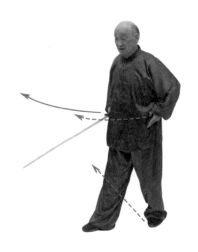

图 131

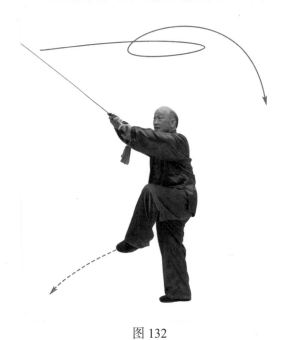

图 132

动作一百三十二

① 剑尖斜上刺出，左手搭于右腕，同时右脚支撑左脚提膝，略停。（图 132）

第 七 段

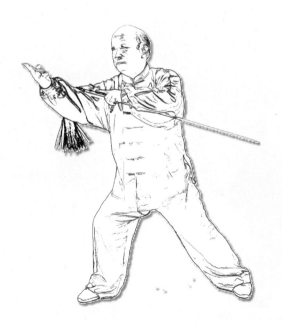

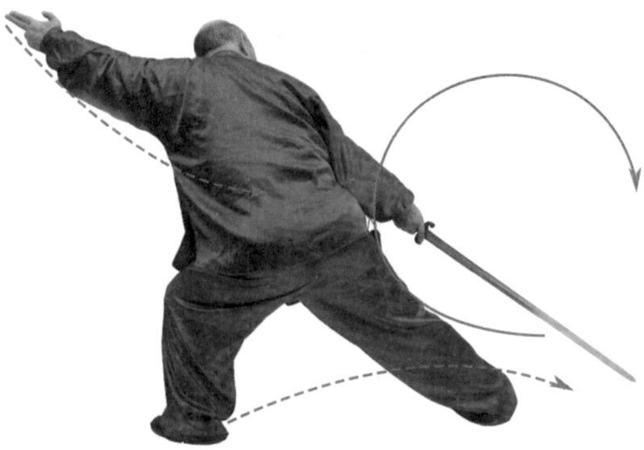

第七十三势　燕子抄水

动作一百三十三

② 左脚向刺剑方的正侧方迈步，变面向右侧，重心下压左腿，同时持剑手云剑划弧略沉，翻掌心向下，继而顺着右腿方向斜下劈剑，左手剑指指向左耳斜上方，掌心向前。（图133）

图133

第七十四势　风前摆柳(一)

动作一百三十四

① 起身，右脚摆脚，重心略移至右脚，左脚向右侧上步；同时持剑手在身体右侧做正里腕花，回收至胸前，掌心向上，左手搭于右腕，剑尖指向身体左斜前。（图134）

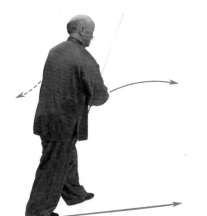

图134

動作一百三十五

② 右脚紧跟再上一步，同时持剑手掌心向上向右侧方抖剑，左手剑诀指指向斜后下方，掌心向后。（图135）

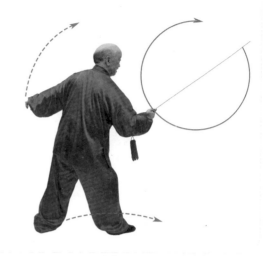

图 135

第七十五势　风前摆柳(二)

动作一百三十六

左脚上步，持剑手在身体右侧做正腕花里一次，两手回收至胸前，掌心向上，左手搭于右腕，剑尖指向身体左斜前。（图136）

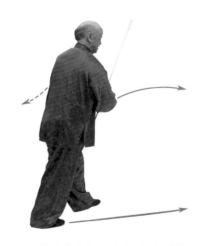

图 136

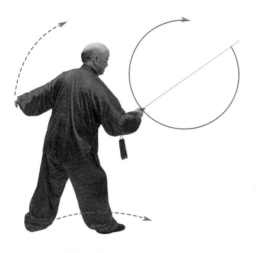

图137

动作一百三十七

随着右脚上步，持剑手掌心向上向右侧方抖剑，左手剑诀指向斜后下方，掌心向后。（图137）

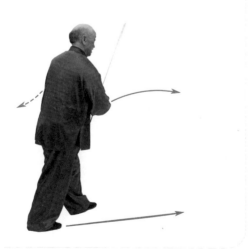

图138

第七十六势　风前摆柳(三)

动作一百三十八

左脚上步，持剑手在身体右侧做正腕花里一次，两手回收至胸前，掌心向上，左手搭于右腕，剑尖指向身体左斜前。（图138）

动作一百三十九

随着右脚上步，持剑手掌心向上向右侧方抖剑，左手剑诀指向斜后下方，掌心向后。（图139）

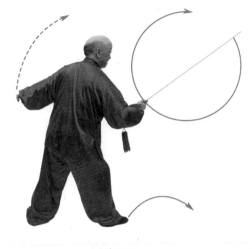

图 139

第七十七势　立劈华山

动作一百四十

① 重心左移，右脚略收后迈步，同时持剑手由内向外挽内剑花劈剑。（图140）

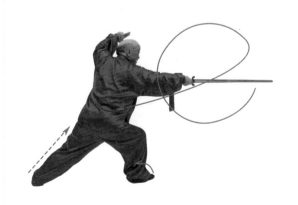

图 140

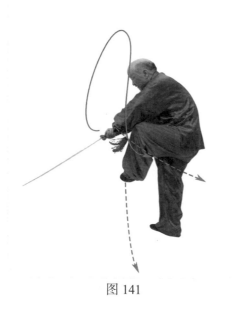

图 141

第七十八势　荆轲刺秦

动作一百四十一

① 重心微左移，右脚扣脚，同时持剑手由内向外挽内剑花，左手回收至胸前。

② 右手掌心向下向外划弧，从右手腋下穿出翻掌心向上，左手由胸前向下划弧至身体左斜前。

③ 左脚绷脚尖提膝，同时持剑手向左下方刺剑，左手搭于右小臂。（图141）

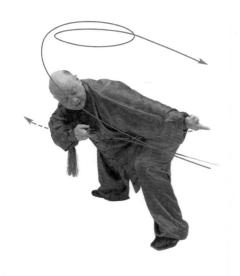

图 142

第七十九势　黄莺照势

动作一百四十二

左脚落于身体左侧，同时持剑手向右划弧至体侧，翻掌心向上，向左平摆，剑尖指向身体左斜前，左手向下向后划弧。（图142）

第 八 段

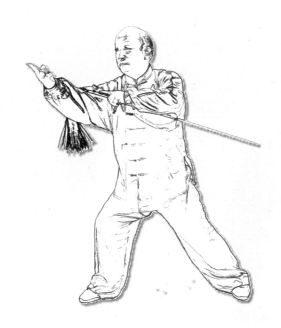

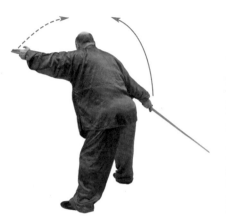

图 143

第八十势　猛虎摆尾

动作一百四十三

剑手掌心向上，做云剑摆至身体右斜前，旋腕翻手向下，向后劈出，左手剑诀指向左上方。（图143）

第八十一势　洞滨背剑

动作一百四十四

① 剑手劈剑后转腕上提至头顶上方右侧，重心移至左脚，右脚回收振地。

② 剑尖向下背于背后，左手剑指指向左斜上方，与持剑手同高。（图144）

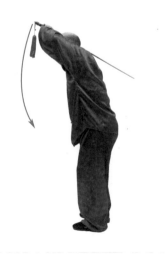

图 144

第八十二势 秦王抽剑
（背后抽剑）

动作一百四十五

① 两手下落，剑身贴背前拉，剑尖朝上。

② 下蹲，两手收至腹前，持剑手掌心向上，剑尖朝右前方，左手剑诀搭于右腕。（图145）

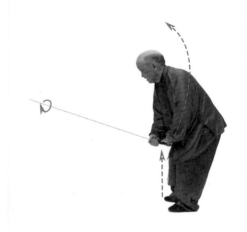

图 145

第八十三势 白蛇吐信(一)

动作一百四十六

① 起身，手由右向上向下向左画圆搅剑，同时提右膝绷脚。（图146）

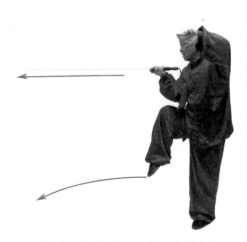

图 146

87

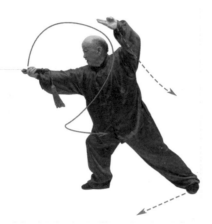

图 147

动作一百四十七

② 脚落地，同时重心前压变右弓步，剑向前推出，后左手向左外拨，右手刺剑，掌心朝上。（图 147）

第八十四势　黄莺照势

动作一百四十八

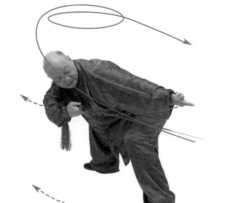

图 148

① 左脚提至右膝后方，同时持剑手向右划弧撩剑。

② 至右额上方，掌心向外，左手回收至右胸前，左脚左前上步，同时持剑手略沉从体前向左摆，翻掌心向上。

③ 左手由胸前划弧至身体左侧后方。（图 148）

第八十五势　猛虎摆尾

动作一百四十九

剑手掌心向上，云剑平摆至身体右斜前，旋腕翻手向下，向后劈出，左手剑指指向左斜上方。（图149）

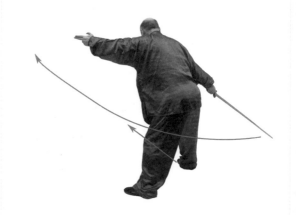

图 149

第八十六势　白蛇吐信（二）

动作一百五十

① 剑手掌心向下向前摆出，转腕手心向上，左手摆至左耳上方，同时提右膝绷脚。（图150）

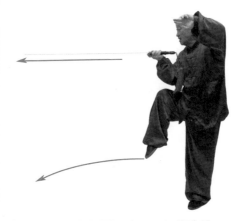

图 150

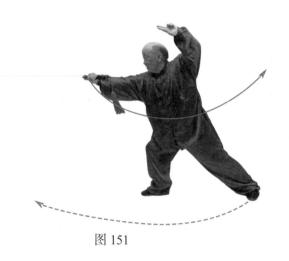

动作一百五十一

② 脚落地，重心前压，刺剑。（图 151）

图 151

第八十七势　拉剑式

动作一百五十二

① 左手找右手搭于右手手腕，同时左脚上步。

② 持剑手向右划弧，翻掌心，向外斜上方拉出，左手剑诀旋腕内旋腋下腰间斜下方穿出，与上手形成对拉，同时重心压至右腿。（图 152）

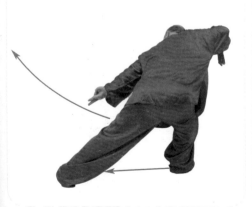

图 152

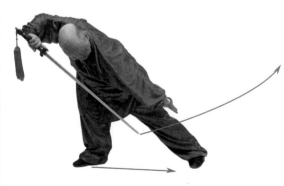

图 152(反面)

第八十八势　白蛇吐信(三)

动作一百五十三

① 持剑手折腕内旋回收至腰间，掌心向上，顺着左手方向向上刺出，同时摆左脚，收右脚，左手搭于腕，屈膝。（图153）

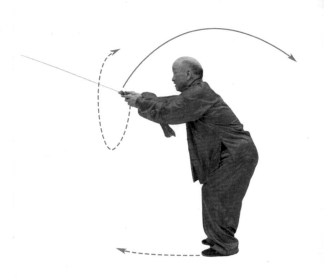

图 153

第八十九势　左右撩剑

动作一百五十四

① 剑手向下向右后方撩剑，掌心向外，左手体前向下向前向上划弧，同时左脚迈步。（图154）

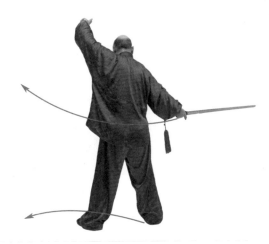

图 154

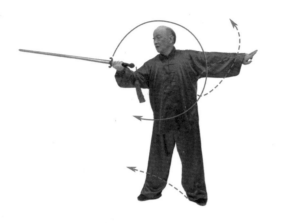

图 155

动作一百五十五

② 剑手继续划弧，提至左脸侧，剑尖向右侧，同时右脚上步，左手在体侧向后划弧与肩同高。（图 155）

第九十势　犀牛望月

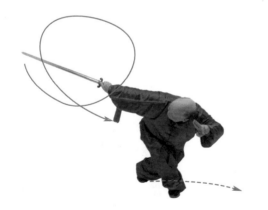

图 156

动作一百五十六

重心右移，左腿叉至右腿后方，屈膝半蹲成歇步，持剑手向上向左向下划弧右上方撩剑，同时左手在持剑手向下画弧时，合手搭于右手腕处，再外划弧至左耳上方，掌心向外，眼睛看剑的方向。（图 156）

第 九 段

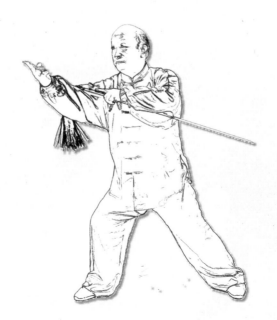

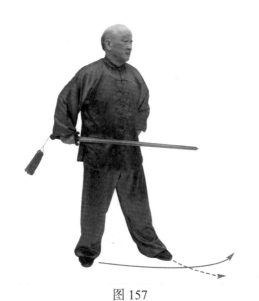

图 157

第九十一势　玉带缠腰

动作一百五十七

转身朝左上左步，持剑手做正腕花里一次变剑尖朝前，拉至腰间，左手摆至腰间。（图157）

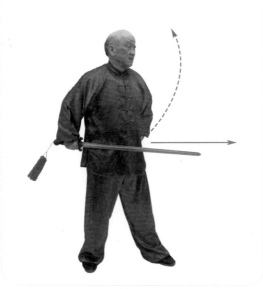

图 158

动作一百五十八

由右步开始上四步，旋转两周。（图158）

第九十二势　弓步刺剑

动作一百五十九

重心前移成左弓步，右手刺剑，与肩同高，左手摆至身体斜前，腕与头同高。（图159）

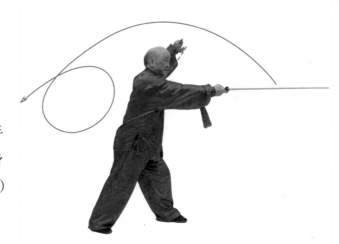

图 159

第九十三势　云里翻花

动作一百六十

身体右转朝前，右手向上划弧摆至体侧正里挽花，左手摆至肩前。（图160）

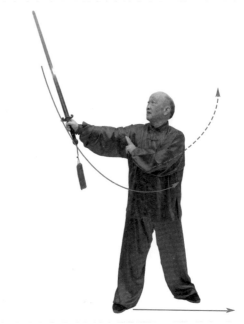

图 160

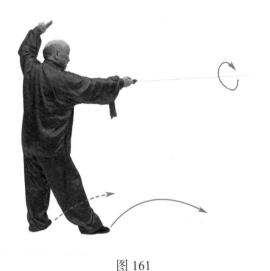

图 161

第九十四势　虚步平刺剑

动作一百六十一

身体左转，上右步点地成左虚步，右手从腰间平刺剑，左手从体侧向上摆至与头同高。（图 161）

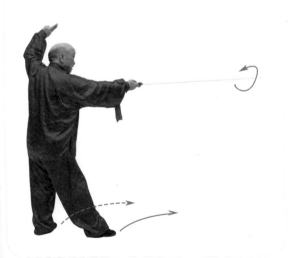

图 162

第九十五势　左右旋风剑

动作一百六十二

① 由右脚开始共上六步走弧形。前三步向右绞剑。（图 162）

动作一百六十三

② 后三步向左绞剑，最后一步身体朝左。（图 163）

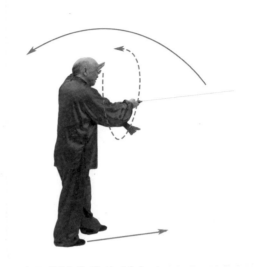

图 163

第九十六势　高点步仰身后点剑

动作一百六十四

右脚向前上步点地，同时仰身右手向后点剑，左手在体前向上划弧，摆至与头同高。（图 164）

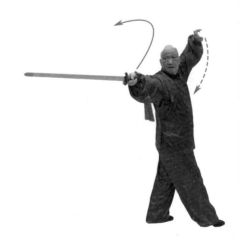

图 164

第九十七势　鹞子翻身

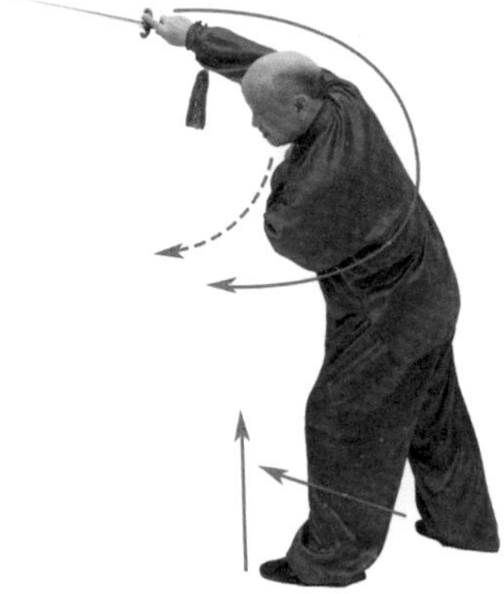

动作一百六十五

① 右臂提至耳侧随身体左转，身体向左侧弯曲，左手收于肩前，眼看左脚。（图165）

图165

第九十八势　荆轲刺秦

动作一百六十六

① 右脚向右上步，右手在头顶挽花后收于腰间，左手前摆至与肩同高。

② 提左膝，右手向斜下方刺剑，左手搭于右手肘关节处。（图166）

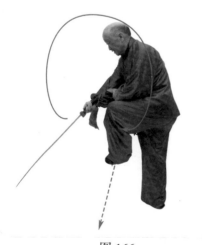

图166

第 十 段

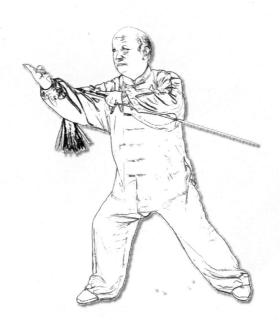

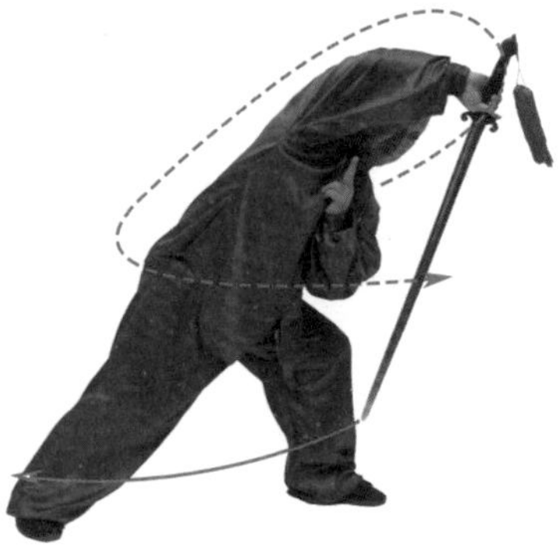

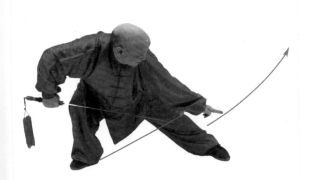

图 167

第九十九势　仆步回龙剑

动作一百六十七

① 向身体左侧落左脚成左弓步，右手向下向右穿剑，左手摆至右肩前。（图 167）

动作一百六十八

② 随着重心移至右腿成仆步，左手从头上方摆至体侧后，从身前向上穿出；右手随左手向前穿出。（图 168）

图 168

第一百势　青龙出穴

动作一百六十九

① 随着重心左移左腿单脚支撑，右腿扣在左膝处，右手向前刺剑，左手托右手。（图169）

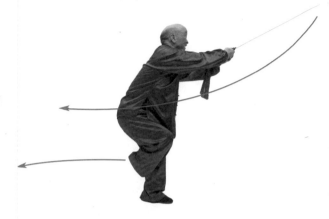

图169

第一百〇一势　夜叉探海
（弓步下刺）

动作一百七十

① 向身体斜后方落脚成右弓步，右手向斜下方刺剑，左手抬至体侧与头同高。（图170）

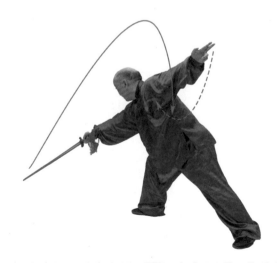

图170

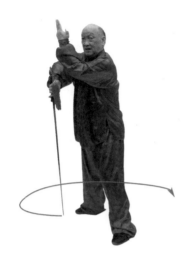

图 171

第一百〇二势　指天插地

动作一百七十一

捻左脚使脚尖朝前，重心左移在两腿之间，右手下摆后经身前上提，屈肘，手与头同高，掌心向内，剑指朝上；右手经面前划弧至与肩同高，掌心向外，剑尖朝下。（图 171）

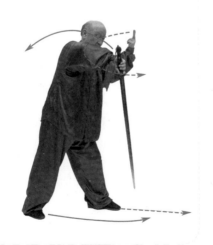

图 172

第一百〇三势　掖步旋涡
　　　　　　　　（转四步）

动作一百七二二

由右脚起，上四步，走圆形。（图 172）

第一百○四势　玉女穿梭
（转四步）

动作一百七十三

① 上右步，两手从身体右侧下落持剑手剑尖朝侧。

② 上左步，身体前俯，左手从腹前向后穿出。（图173）

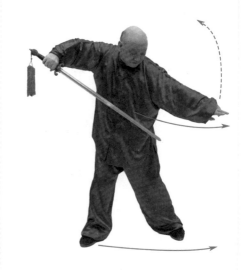

图 173

动作一百七十四

③ 从右脚开始从左至右走弧形，右手从腹前向前穿出，左手从体前向上划弧至头左侧斜上方。（图174）

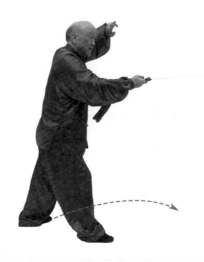

图 174

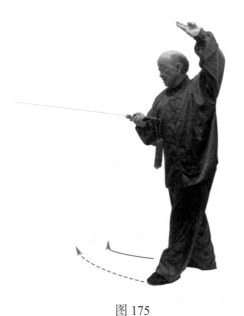

动作一百七十五

④ 上左步，右手在体前与肩同高，左手在体侧与头同高。（图175）

图 175

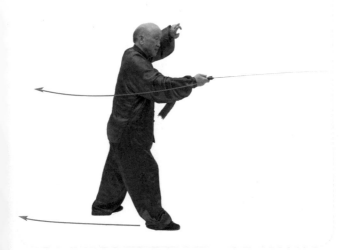

动作一百七十六

上动不停，继续向右侧上两步，身体朝后。（图176）

图 176

第一百〇五势　弓步刺剑

动作一百七十七

向右撤右步成弓步，身体朝前，右手向前刺剑，左手摆至体侧，腕与头同高。（图177）

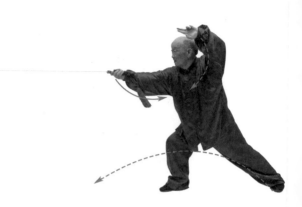

图 177

第一百〇六势　猛虎拦尾

动作一百七十八

① 向右撤左步，右手从体侧摆至胸前，左手摆至肩前后打开，随即与右手相合。（图178）

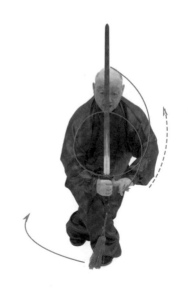

图 178

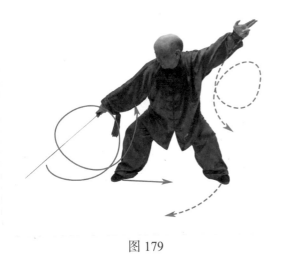

图 179

动作一百七十九

② 向右撤右步，两脚同时震脚，右手在胸前挽花后横截剑，左手摆至体侧，与头同高。（图179）

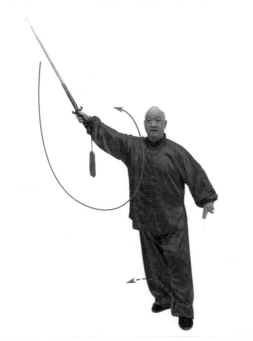

图 180

第一百〇七势　白鹤亮翅

动作一百八十

① 右脚收半步震脚，身体朝前，转剑使剑尖朝右收至胸前，掌心朝上，左手从下向上划弧至与头同高。

② 上左脚点地成右虚步，右手向上刺剑，左手下按至胯斜前。（图180）

第一百○八势 退步交剑十字式

动作一百八十一

① 向后撤左脚，身体略前俯，右手在体前从下向上划弧至腹前挽花，左手接剑，剑身贴臂。（图181）

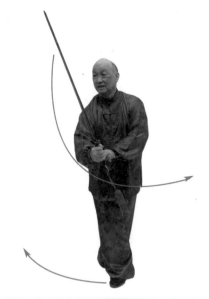

图 181

动作一百八十二

② 右腿向右撤步成马步，右手从体侧下落，左手下按至腹前。两手腕相叠，右手叠于左手上，右手掌心朝后，左手掌心朝下。（图182）

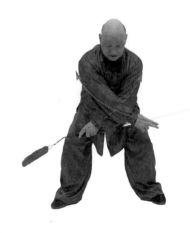

图 182

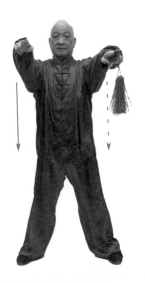

图 183

收势

动作一百八十三

① 略起身，两手分开至与肩同高，与肩同宽。（图 183 ）

动作一百八十四

② 起身站直，两掌下落至体侧。（图 184 ）

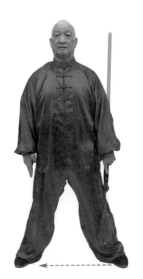

图 184

动作一百八十五

③ 收左脚并步，右剑诀
变掌，左手持剑，掌心向后。
（图 185）

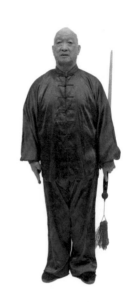

图 185